비행기 착륙하기

비행기가 공항에 착륙하려고 해요. 새를 모두 피해 도착까지 가보세요.

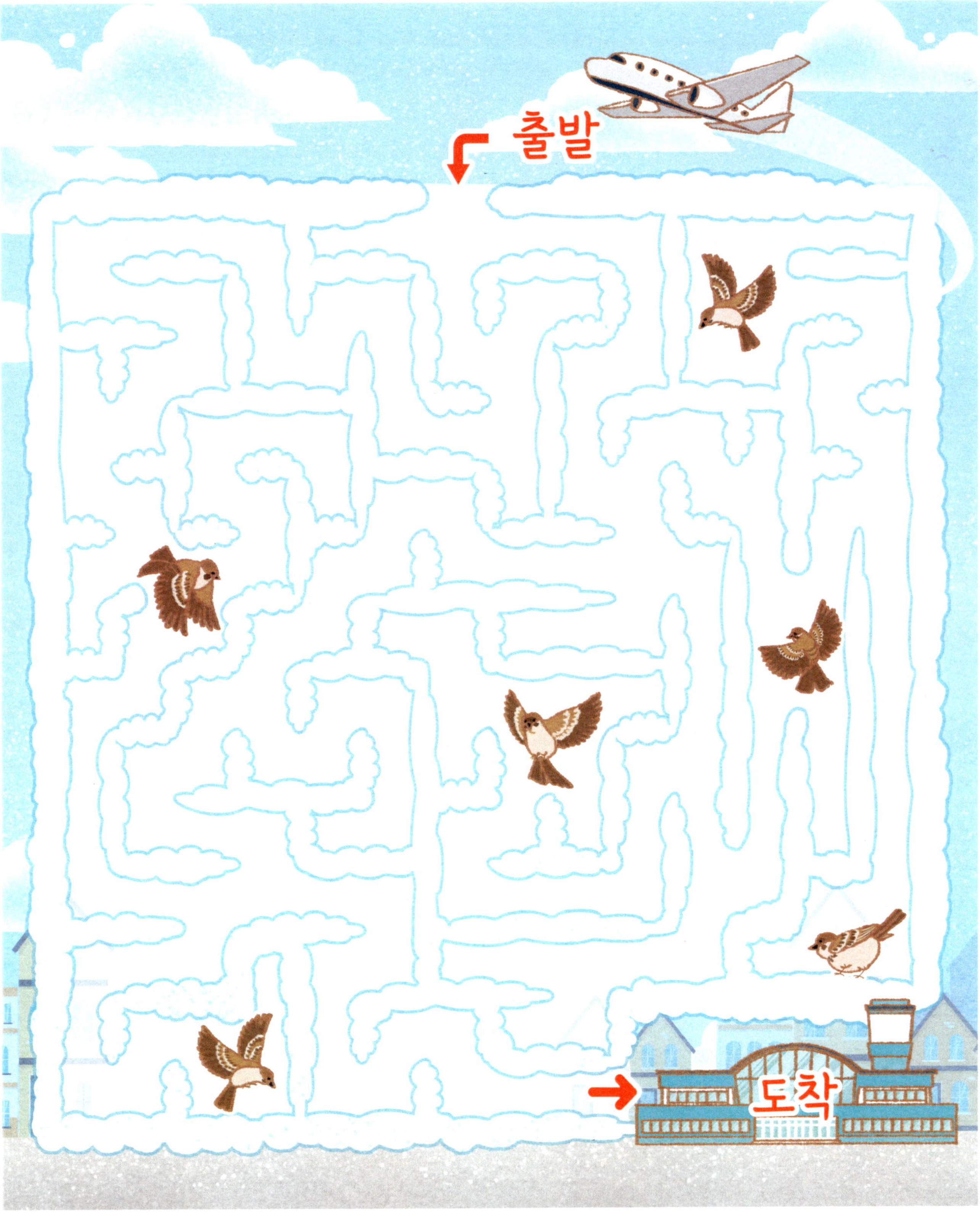

수박 미로

수박에 난 길을 따라 출발에서 도착까지 가보세요.

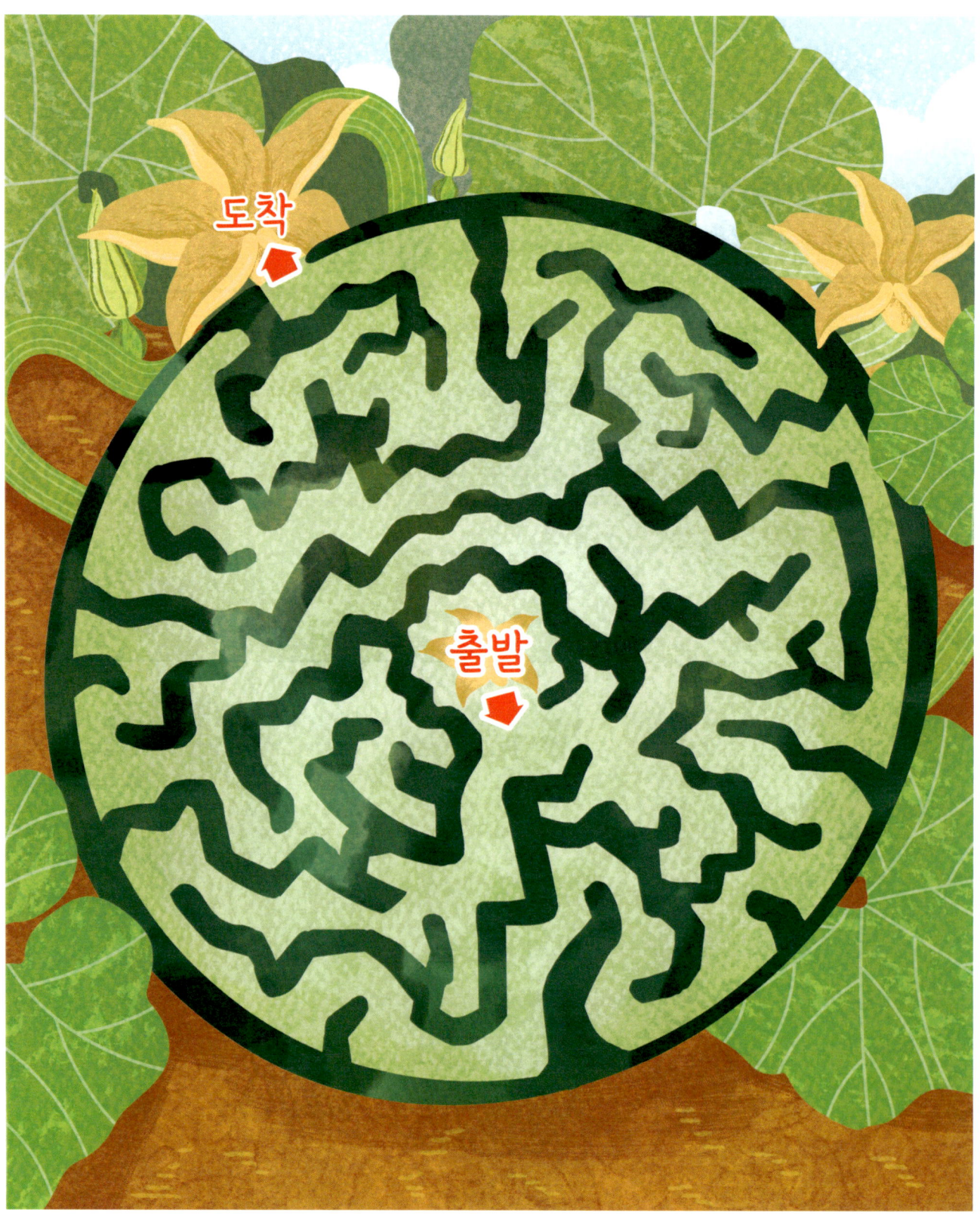

짝수 점잇기 미로

숫자 2부터 짝수만 따라 순서대로 선을 이어보세요.

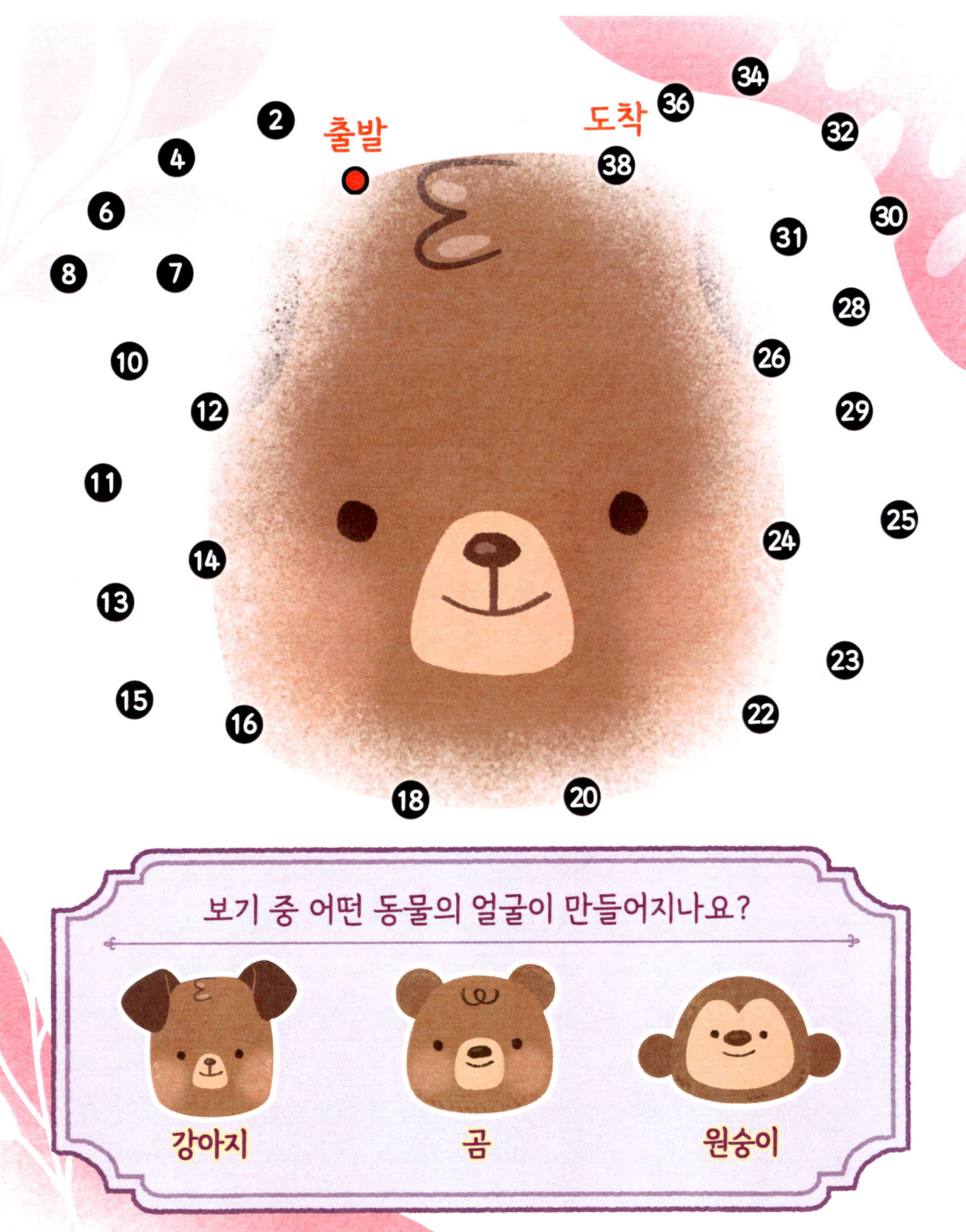

퀴즈 미로

미로를 찾아가며 만난 글자들을 조합해, 질문의 정답을 알아맞혀 보세요.

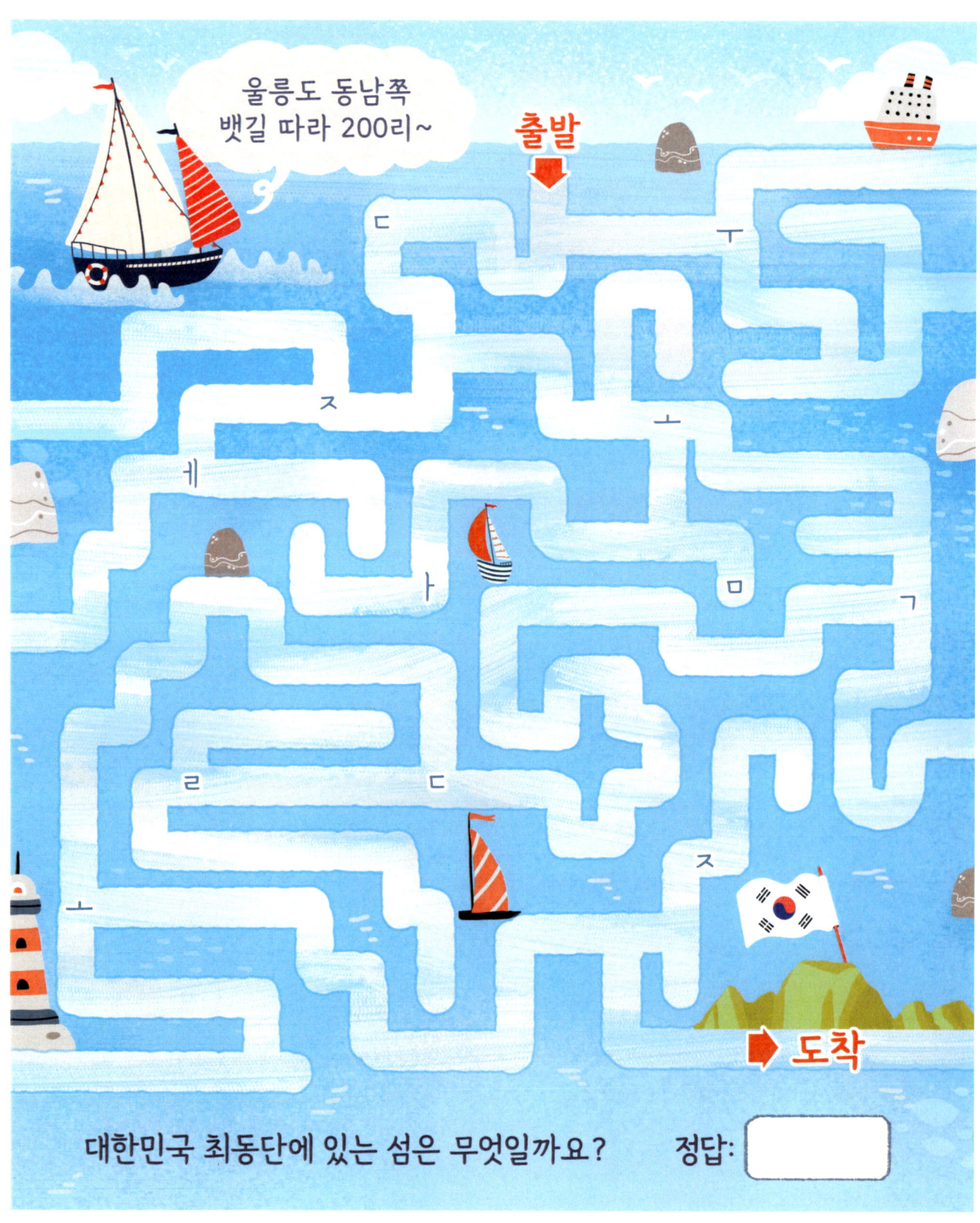

대한민국 최동단에 있는 섬은 무엇일까요? 정답:

규칙 따라가기 미로

아래의 규칙을 따라 출발에서 도착까지 가보세요.

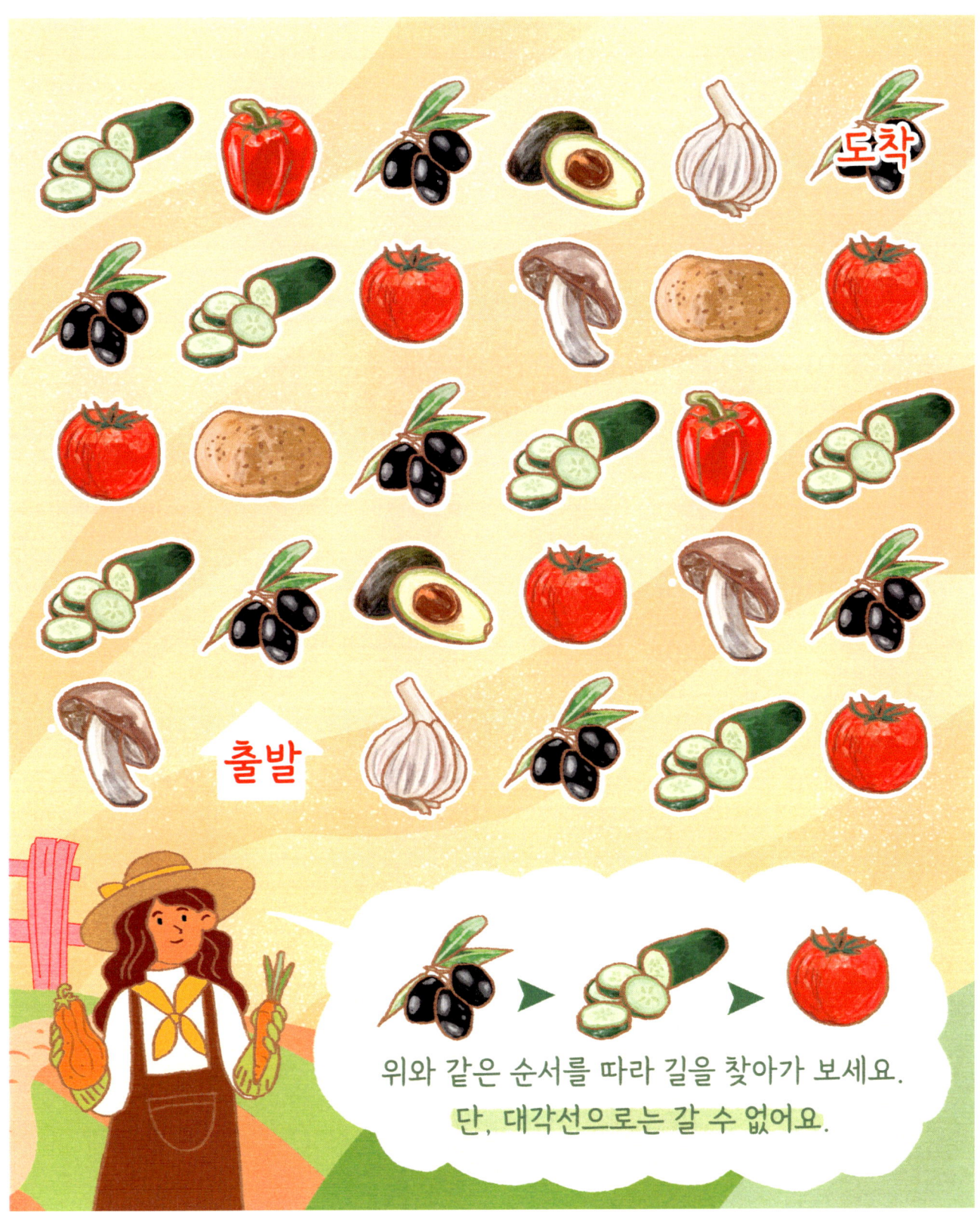

산수 미로

미로를 풀며 만나는 물건의 점수를 알아보고,
물건 점수를 모두 더해 질문의 정답을 알아맞혀 보세요.

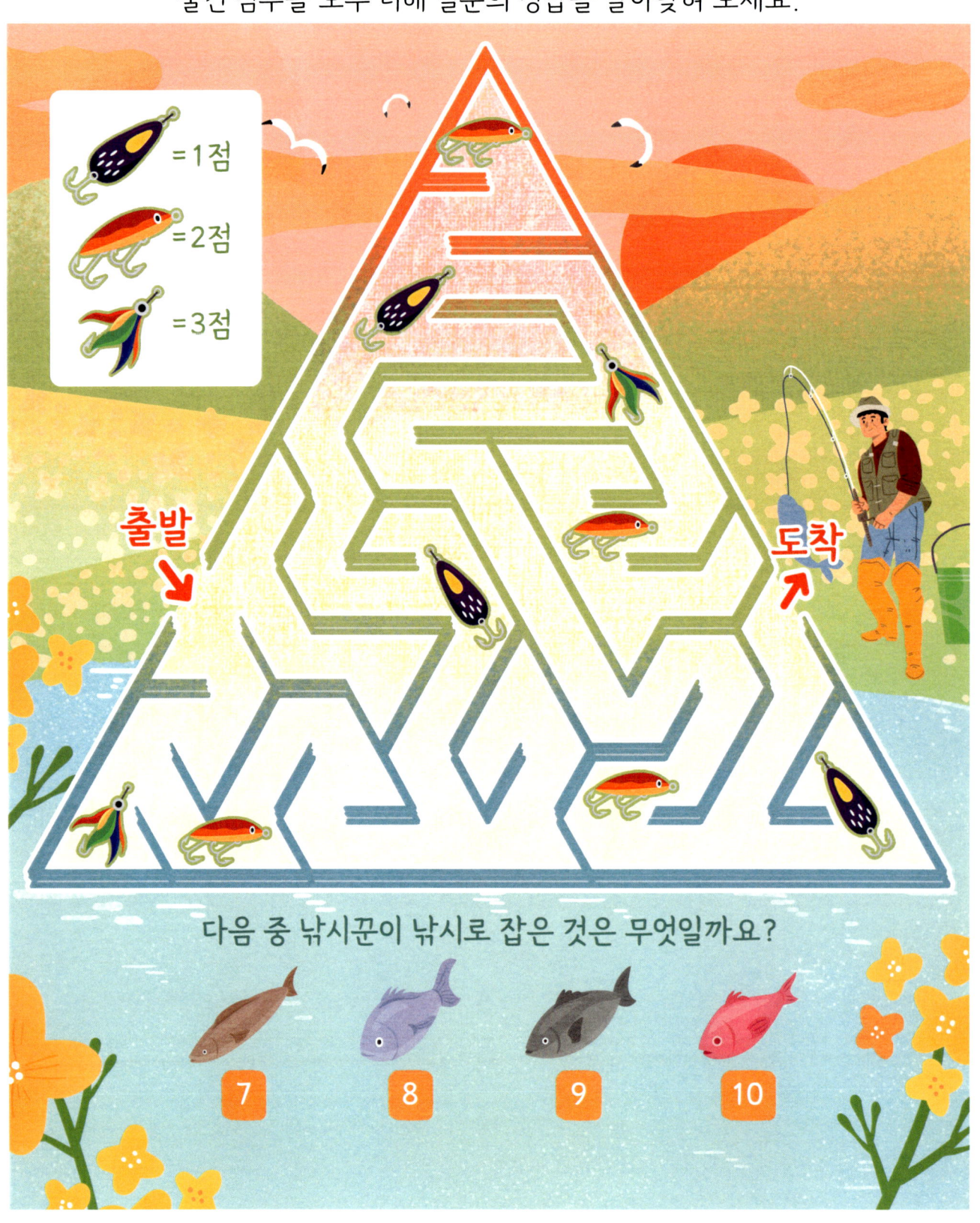

화분에서 자란 꽃

각각의 식물 줄기를 따라가 두 화분에 무엇이 자라고 있는지 알아맞혀 보세요.

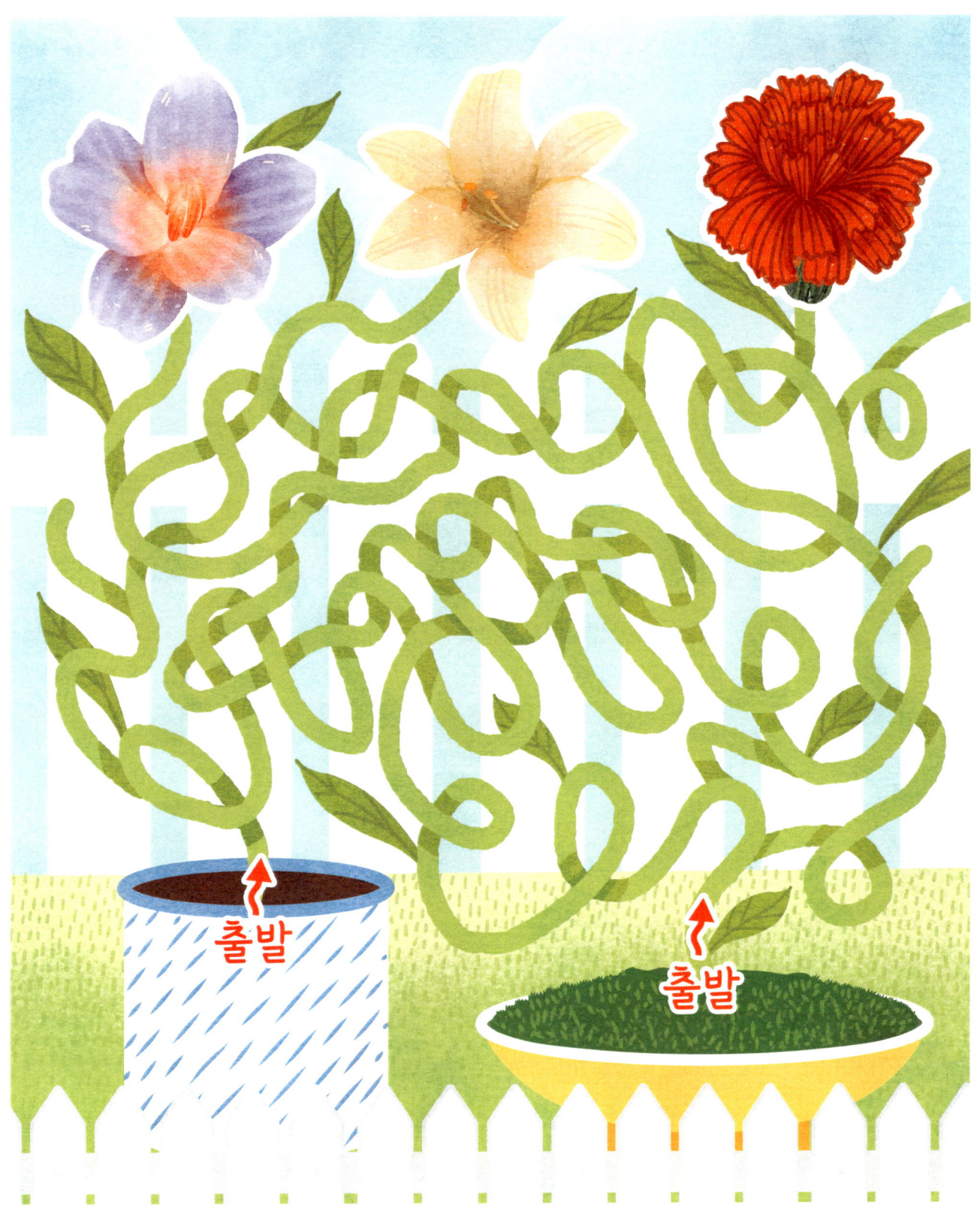

꿀 옮기기

꿀을 모두 모아 도착까지 가보세요.

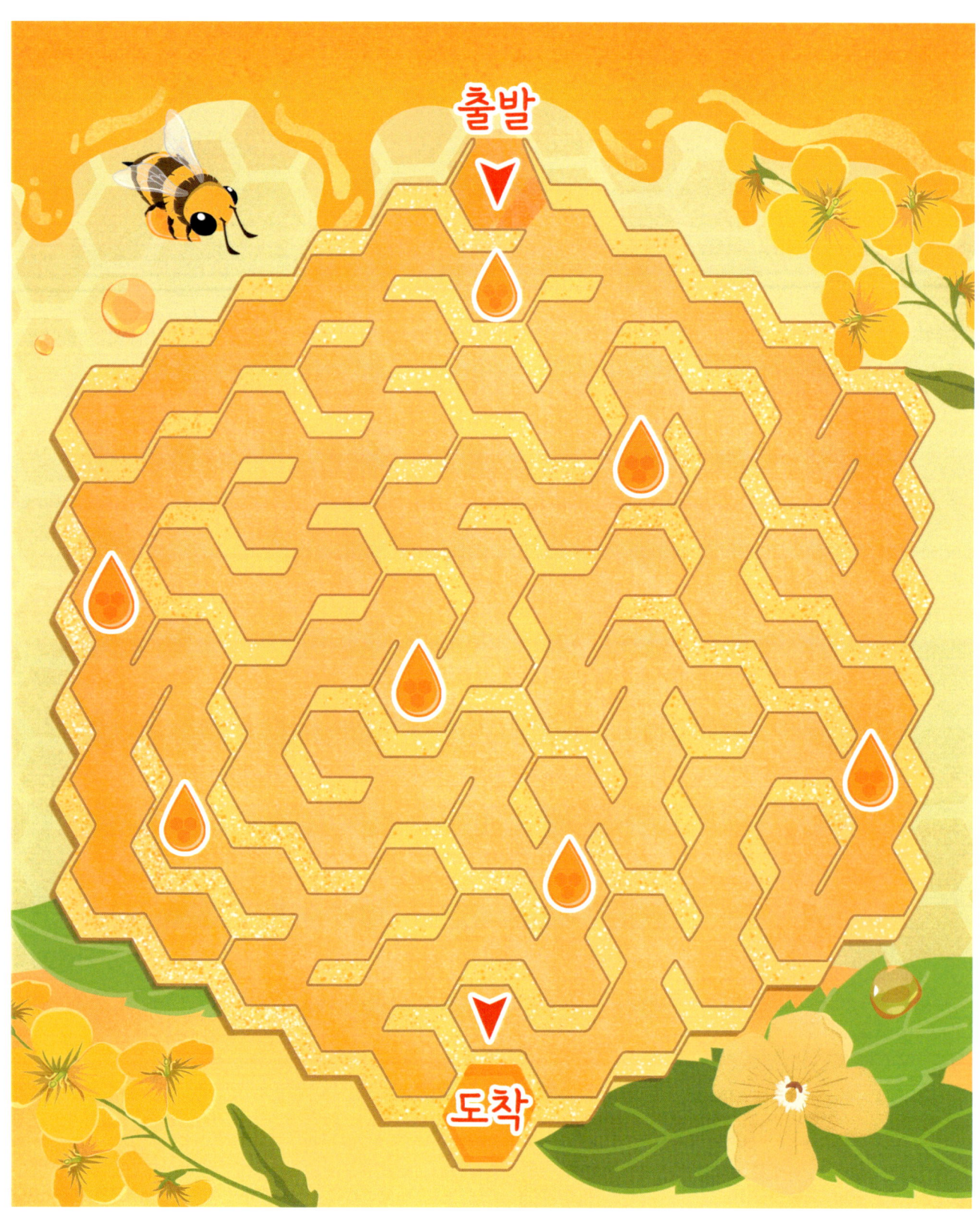

기찻길

미로를 따라 출발에서 도착까지 가보세요.

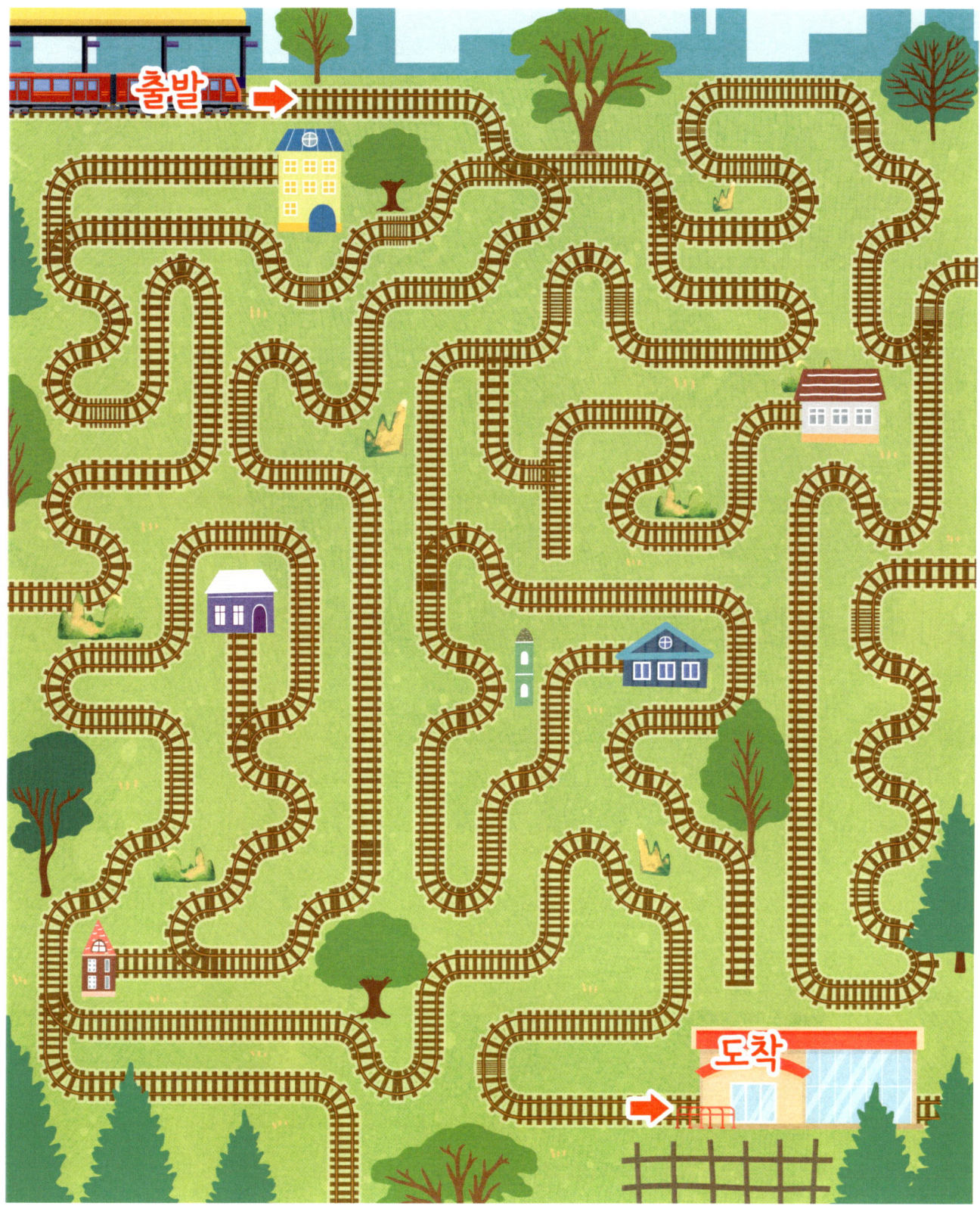

할아버지의 악기

미로를 따라가며 질문의 단서들을 모아보고, 질문의 답을 알아맞혀 보세요.

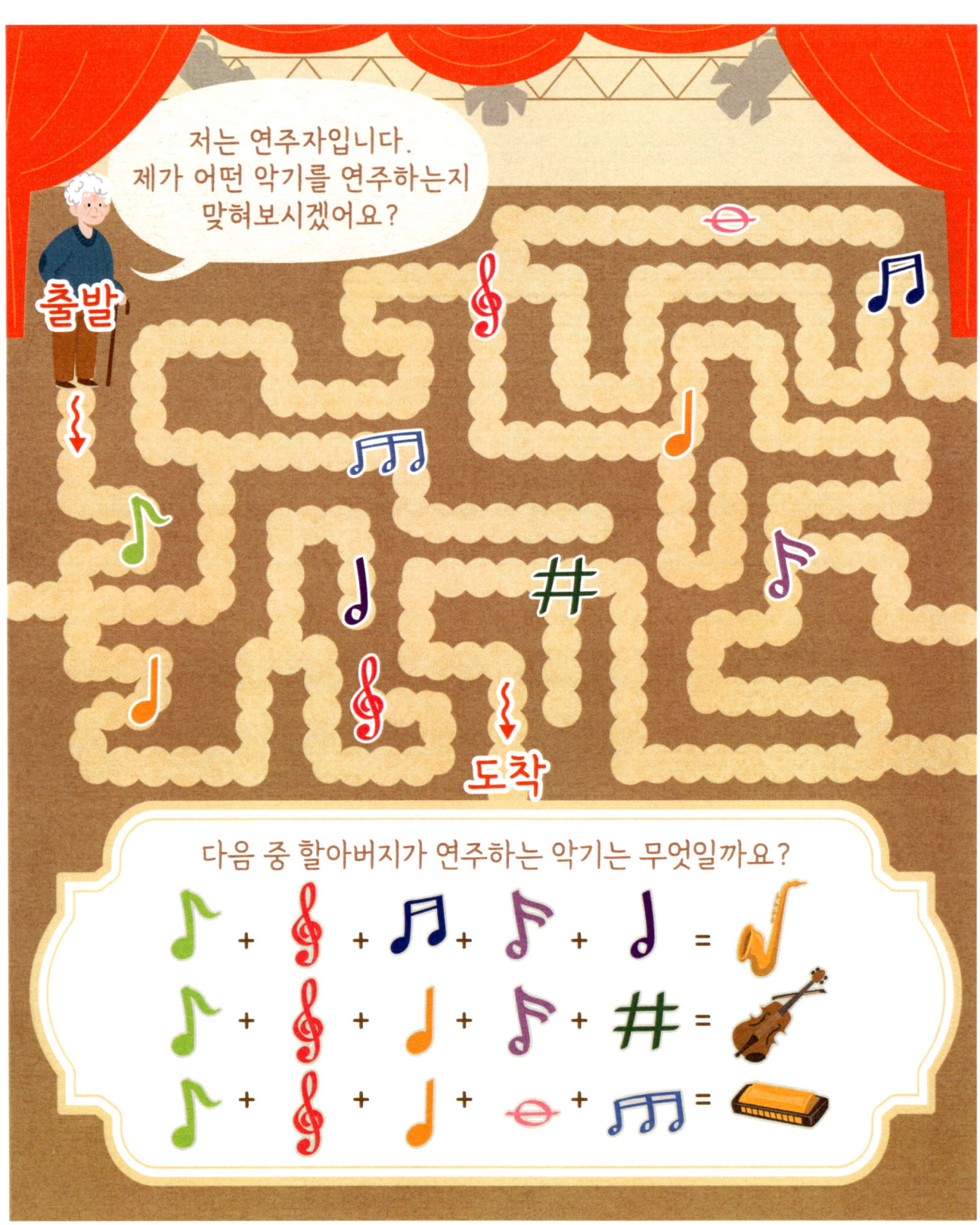

포도 미로

포도에 난 길을 따라 출발에서 도착까지 가보세요.

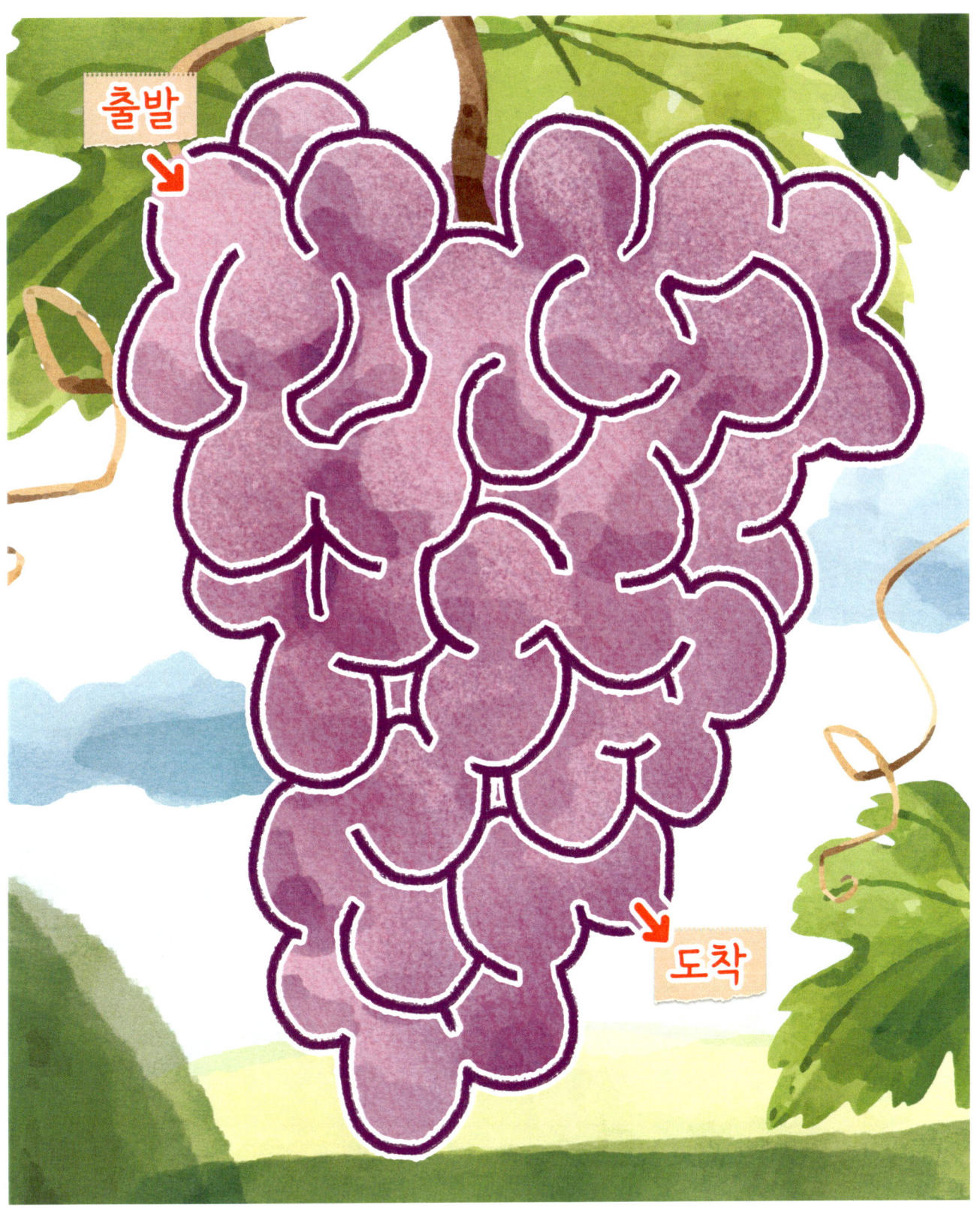

그림자 모양과 맞는 물건 따라가기

아래의 규칙을 따라 출발에서 도착까지 가보세요.

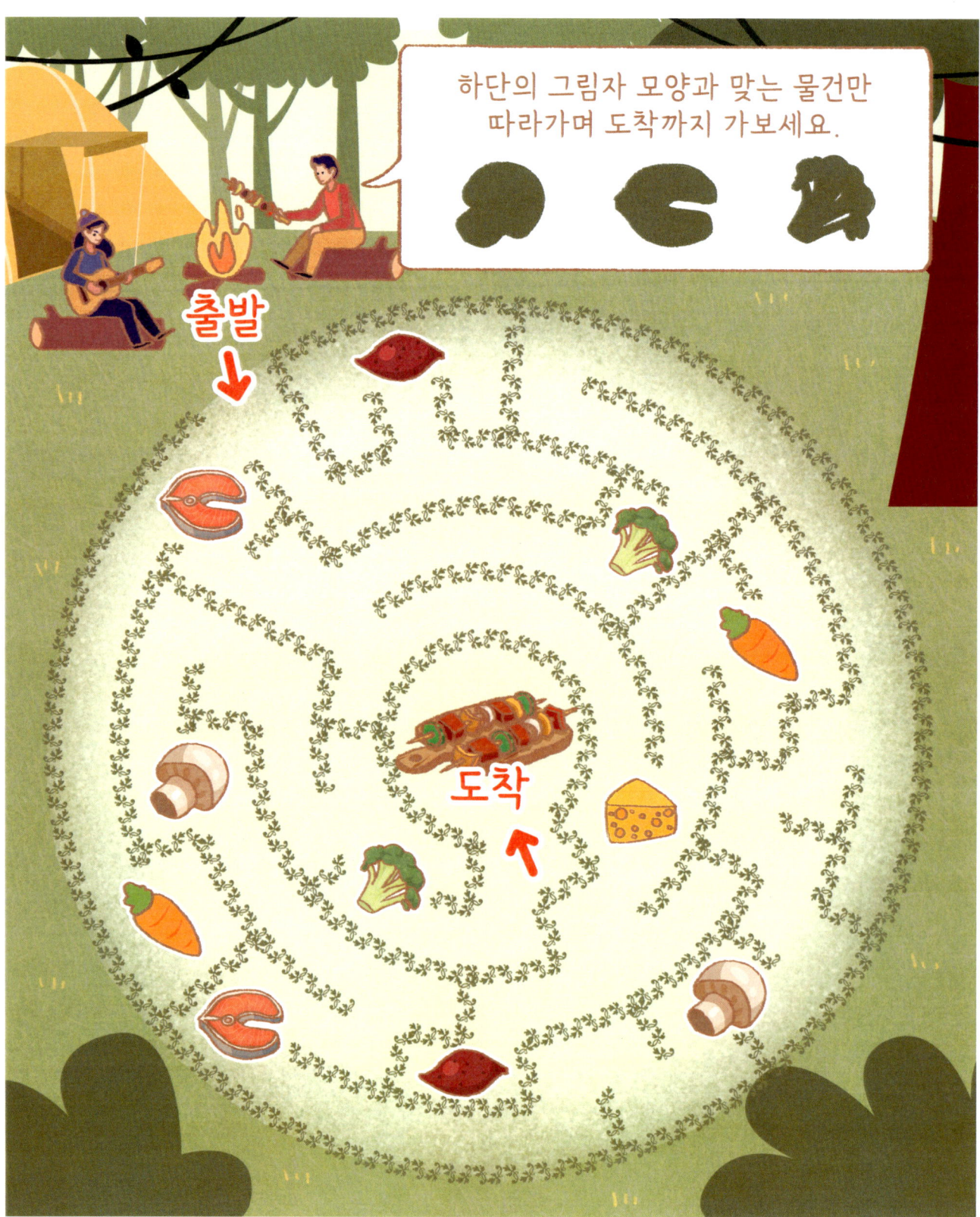

할아버지의 취미

짝수만 따라가며, 할아버지의 취미를 알아맞혀 보세요.

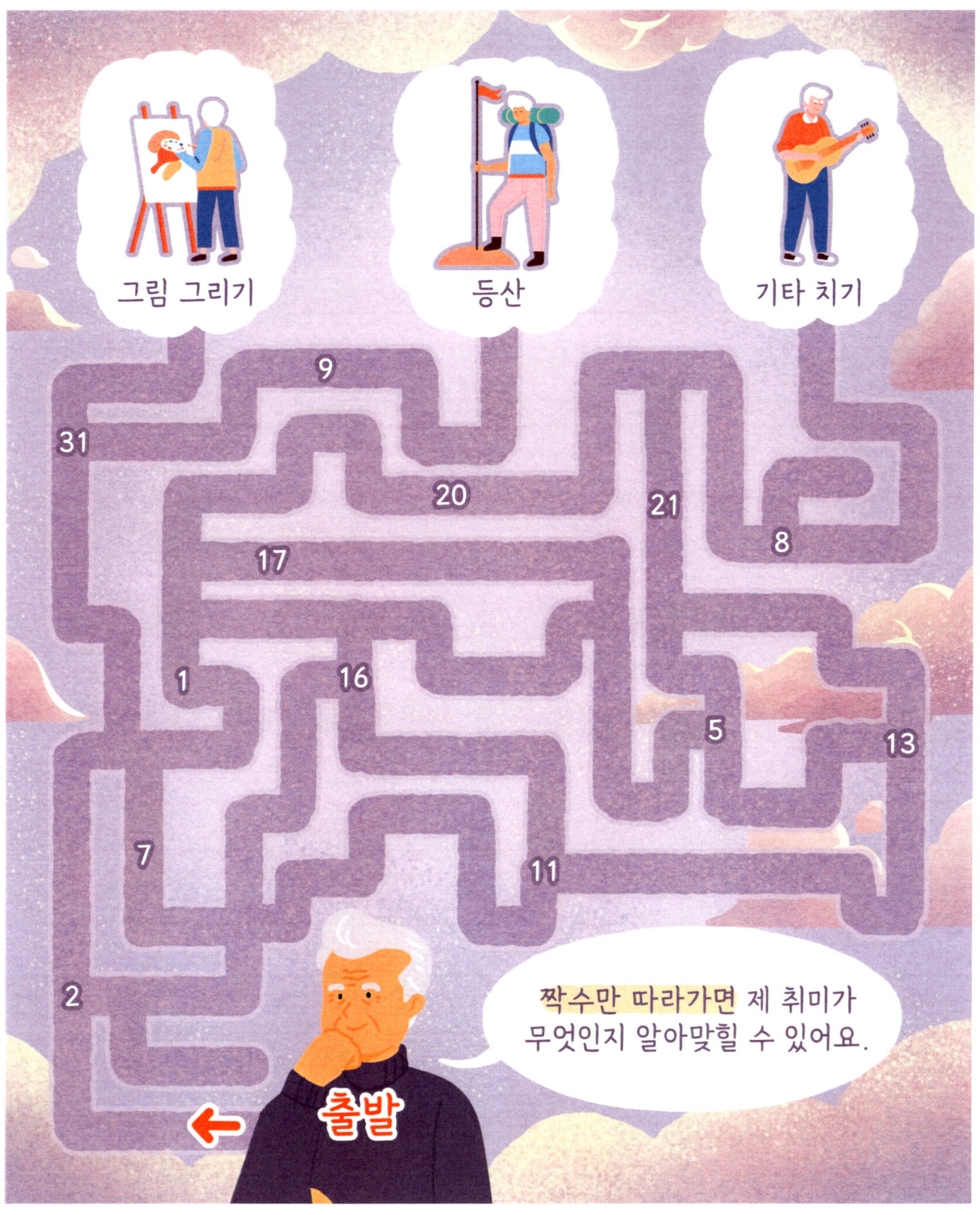

떨어진 머리핀

미로를 따라 출발에서 도착까지 가보세요.

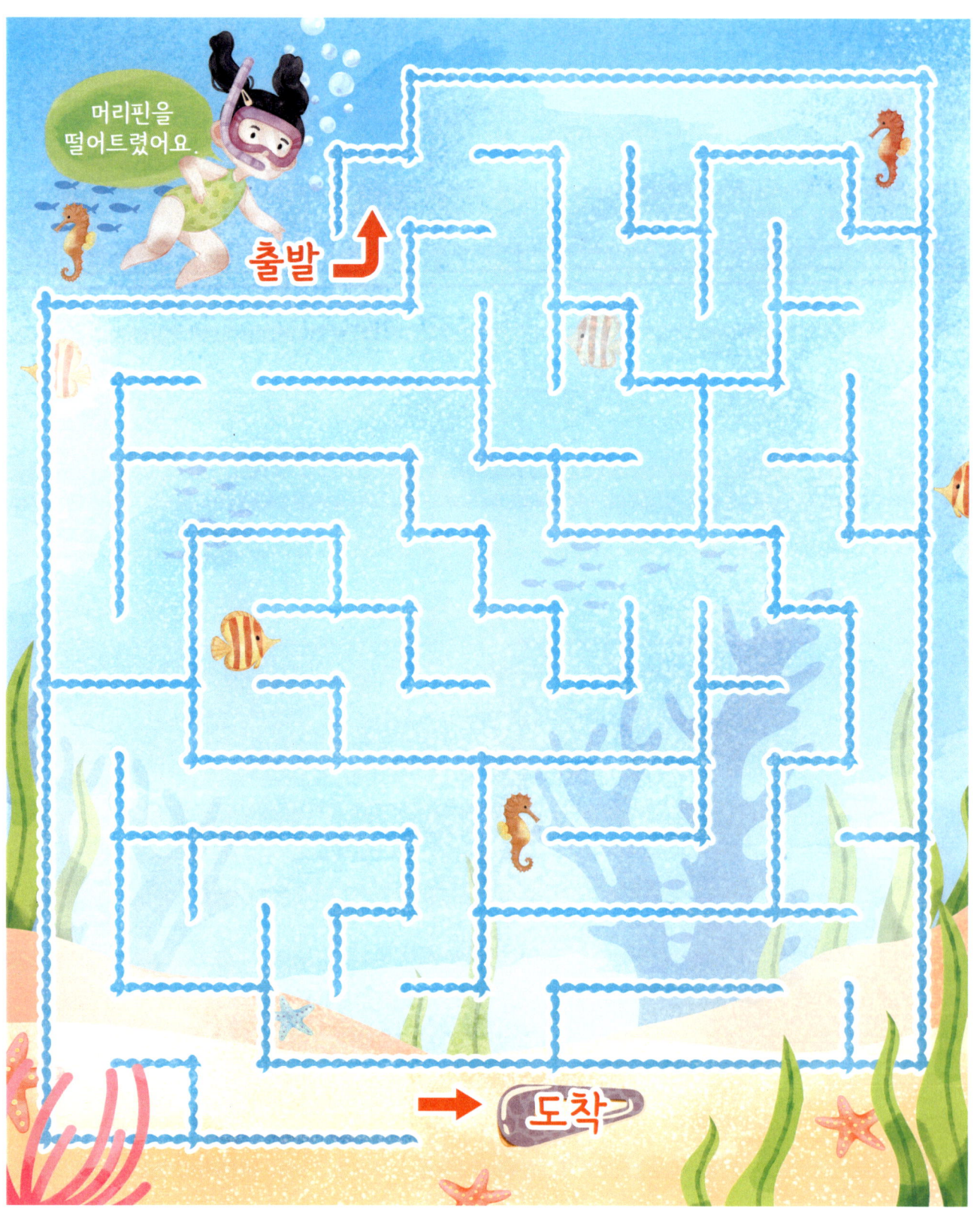

노부부의 집

부부의 말을 잘 기억하고, 두 사람이 사는 집을 찾아보세요.

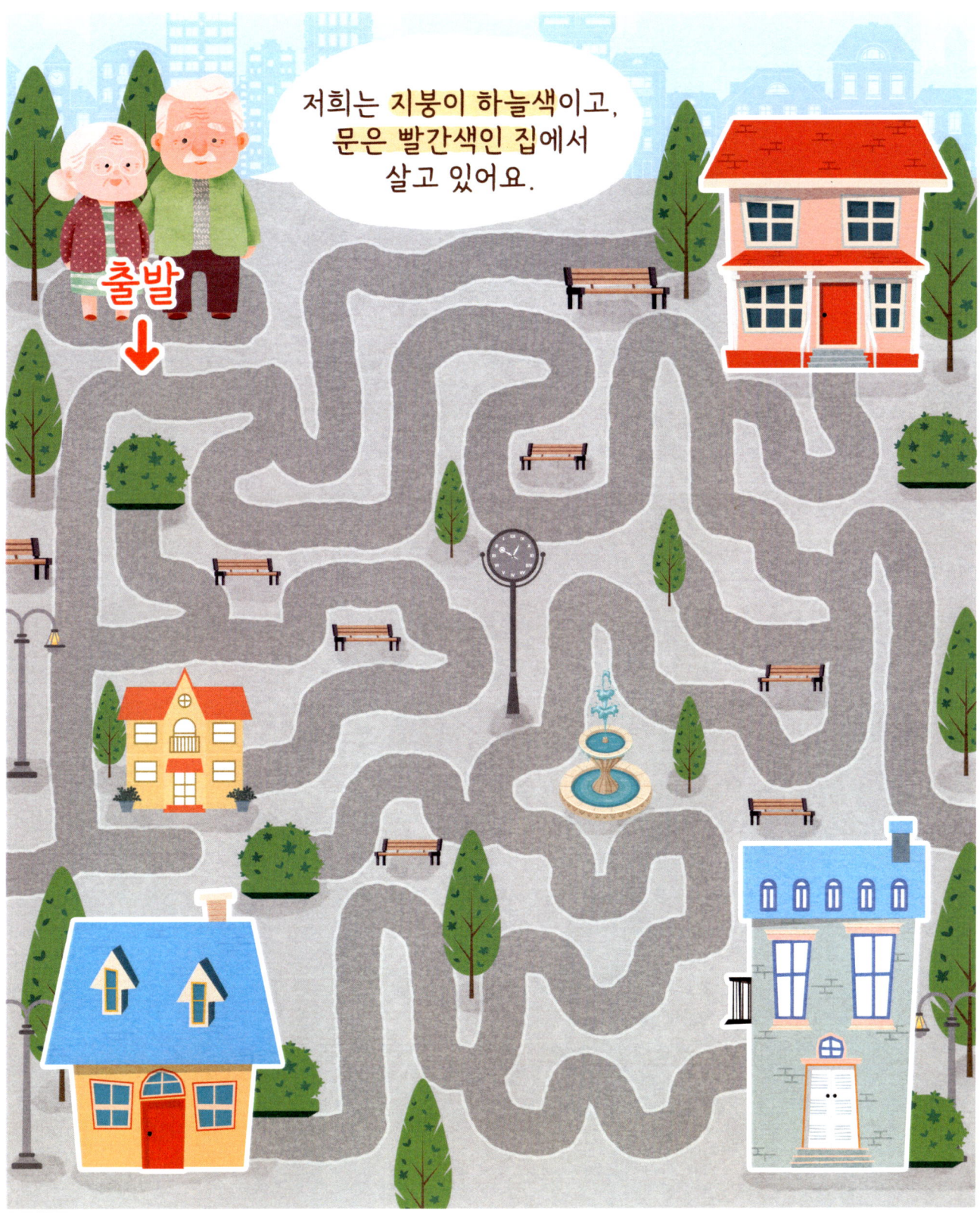

퀴즈 미로

미로를 찾아가며 만난 글자들을 조합해, 질문의 정답을 알아맞혀 보세요.

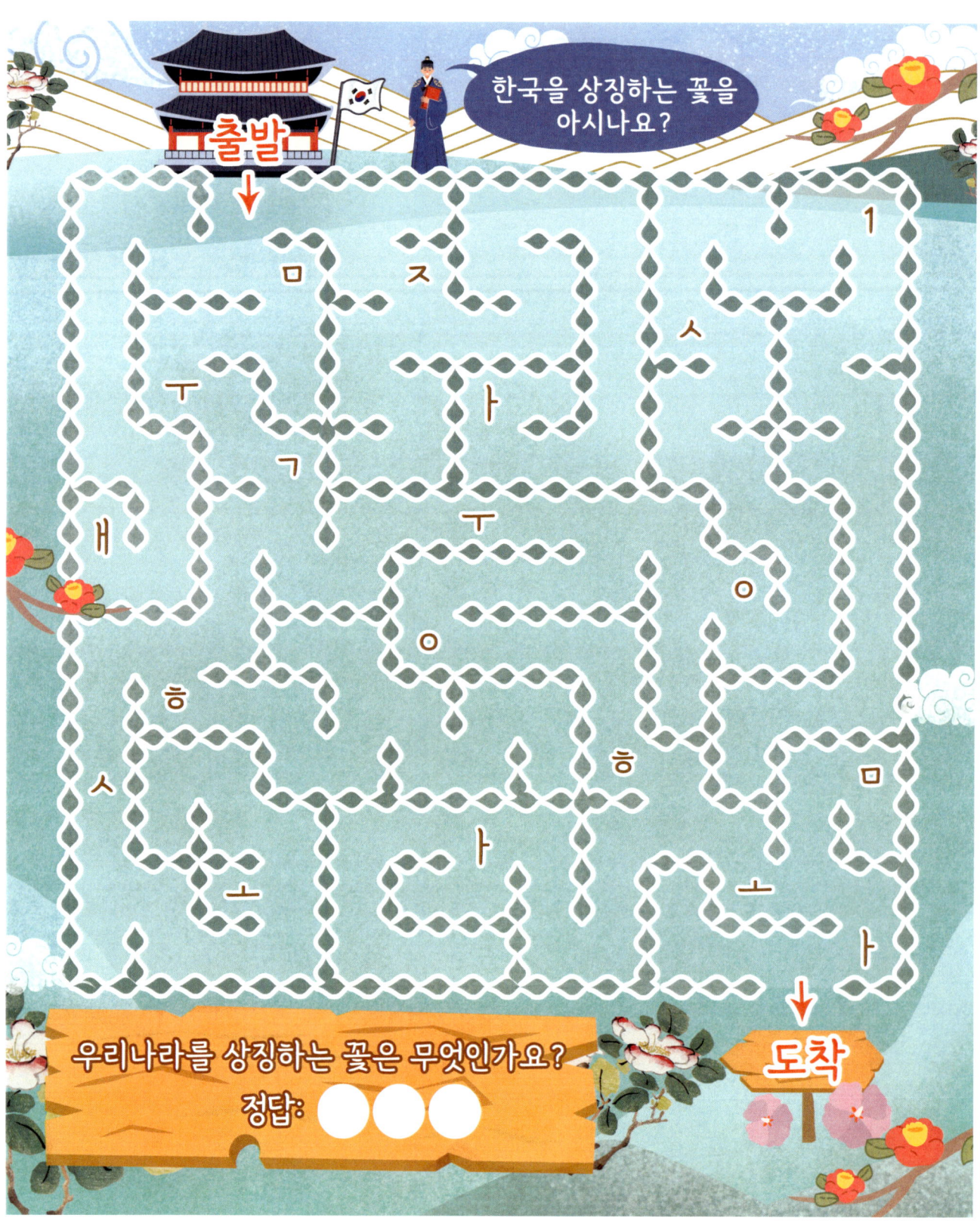

크리스마스 선물

손녀에게 크리스마스 선물을 주려고 해요. 선물을 모두 가지고 도착까지 가보세요.

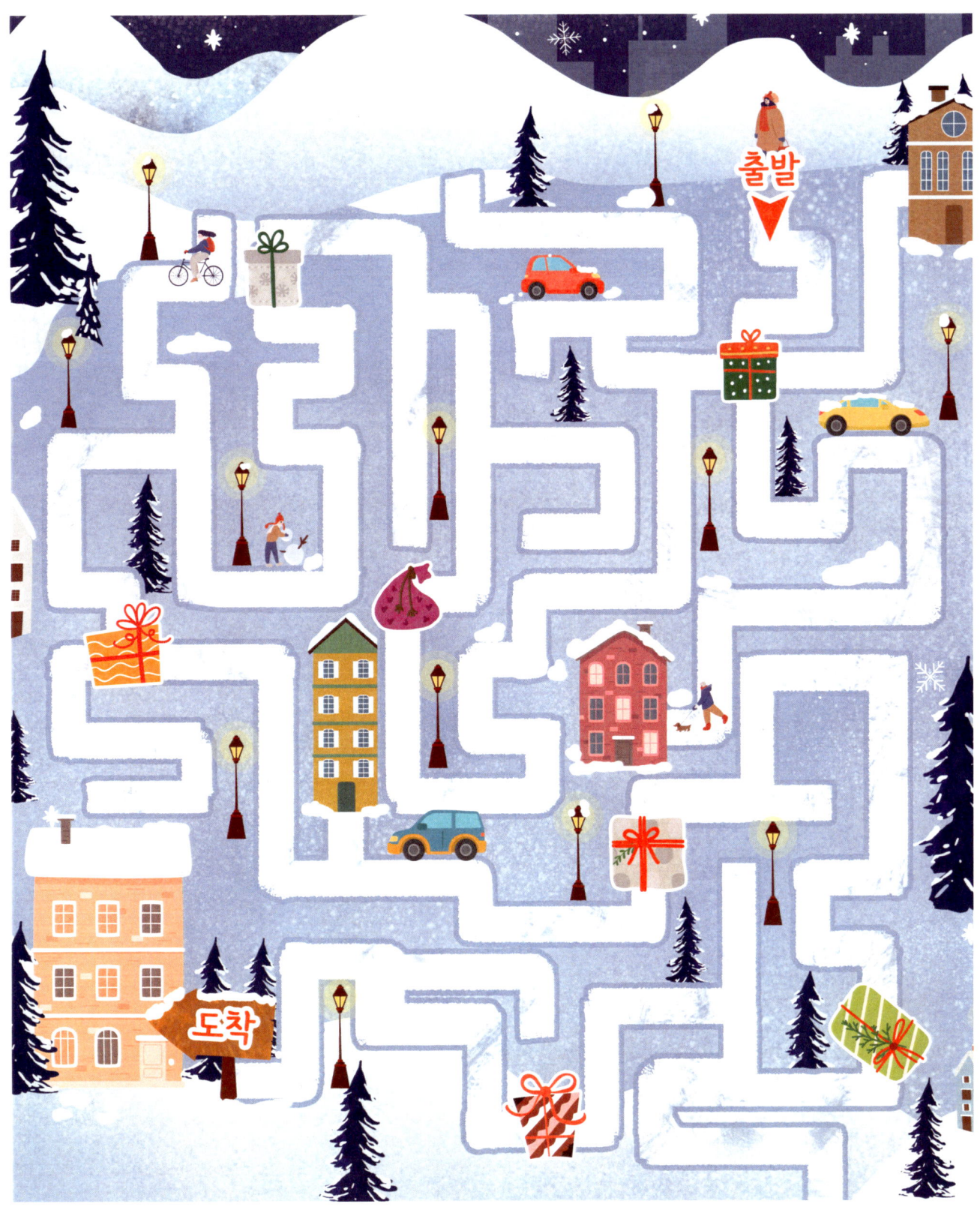

숫자 점잇기 미로

숫자 1부터 순서대로 선을 이어보세요.

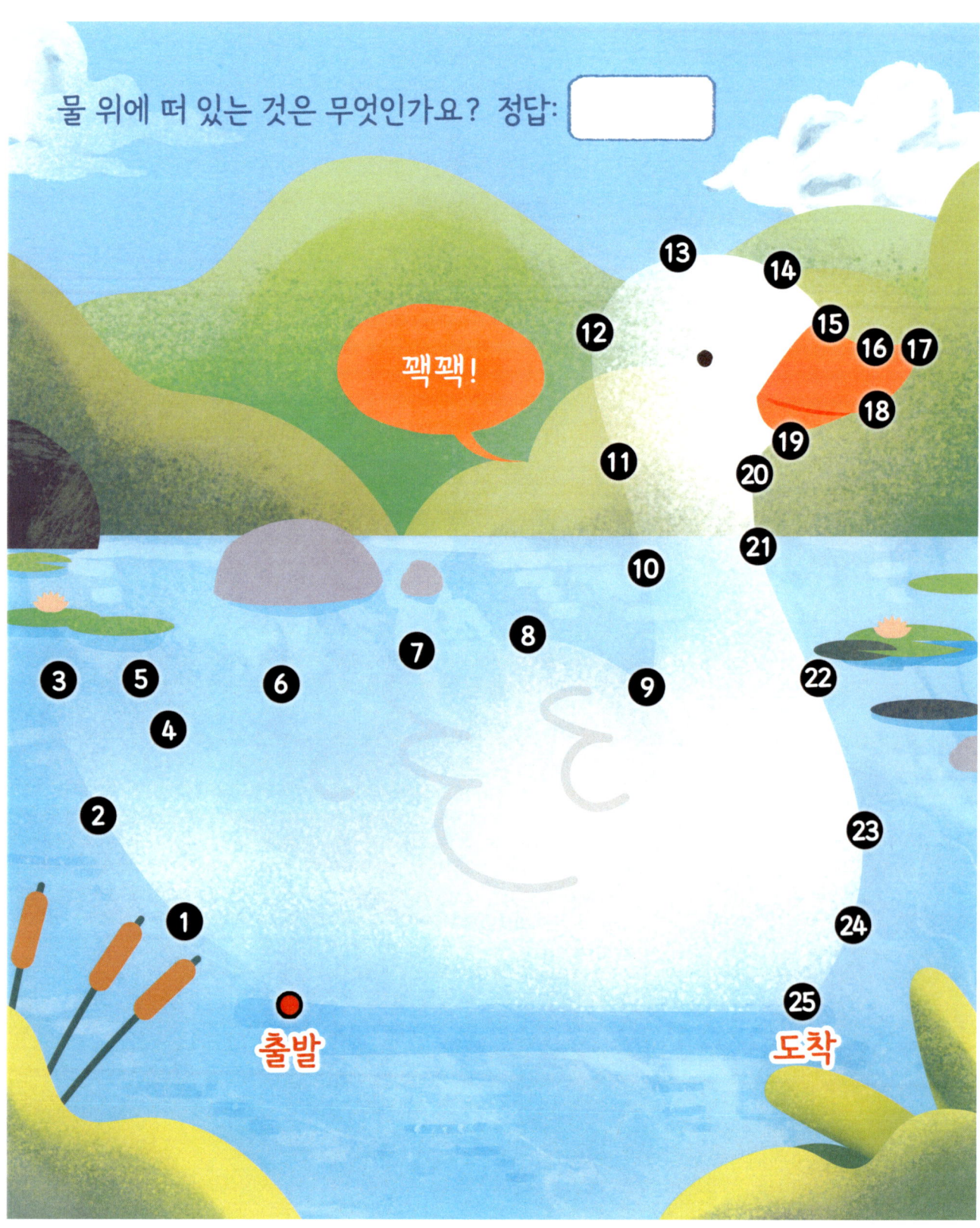

벌레 먹은 사과

벌레를 모두 피해 도착까지 가보세요.

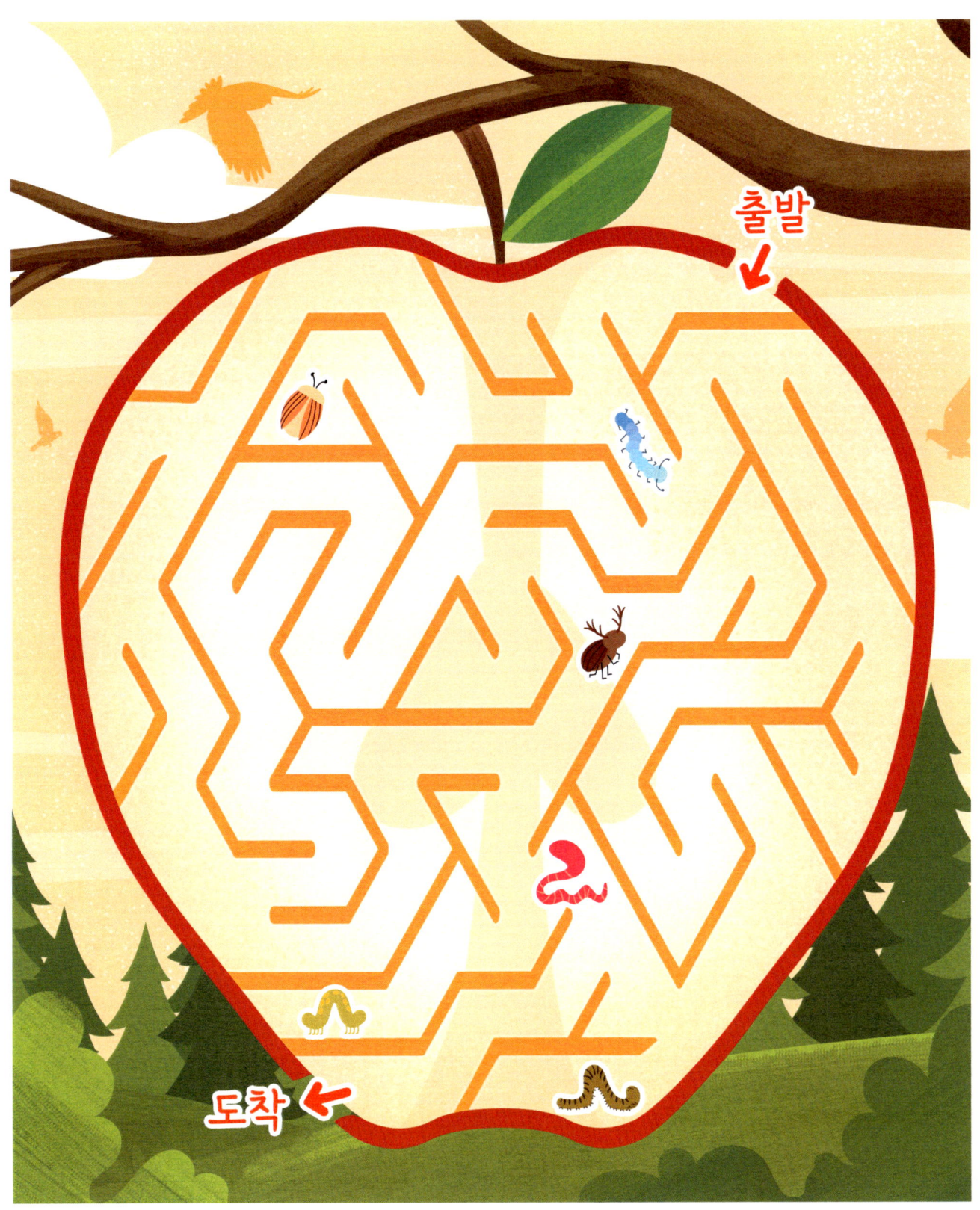

규칙 따라가기 미로

아래의 규칙을 따라 출발에서 도착까지 가보세요.

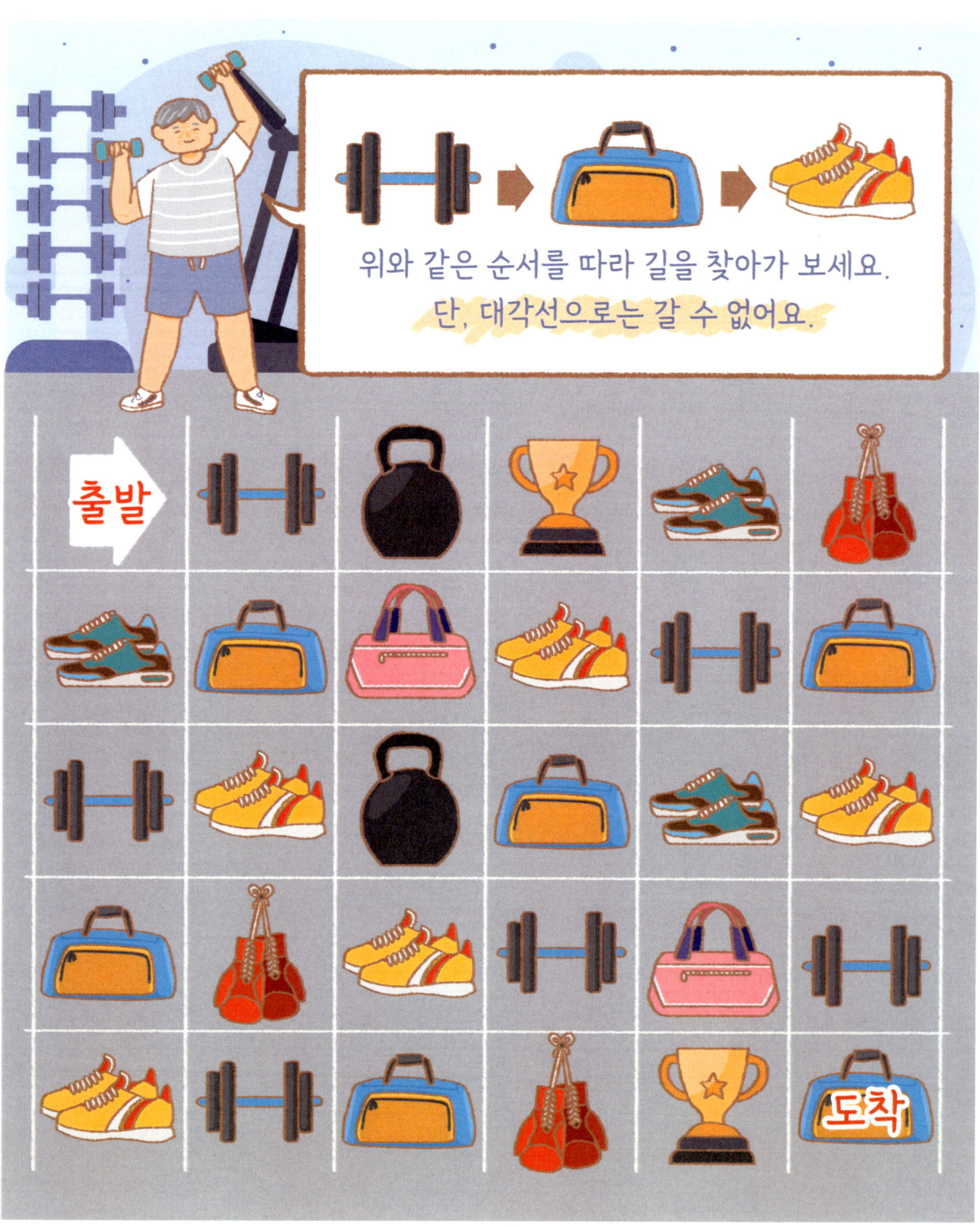

약속 장소 가기

미로를 따라 출발에서 도착까지 가보세요.

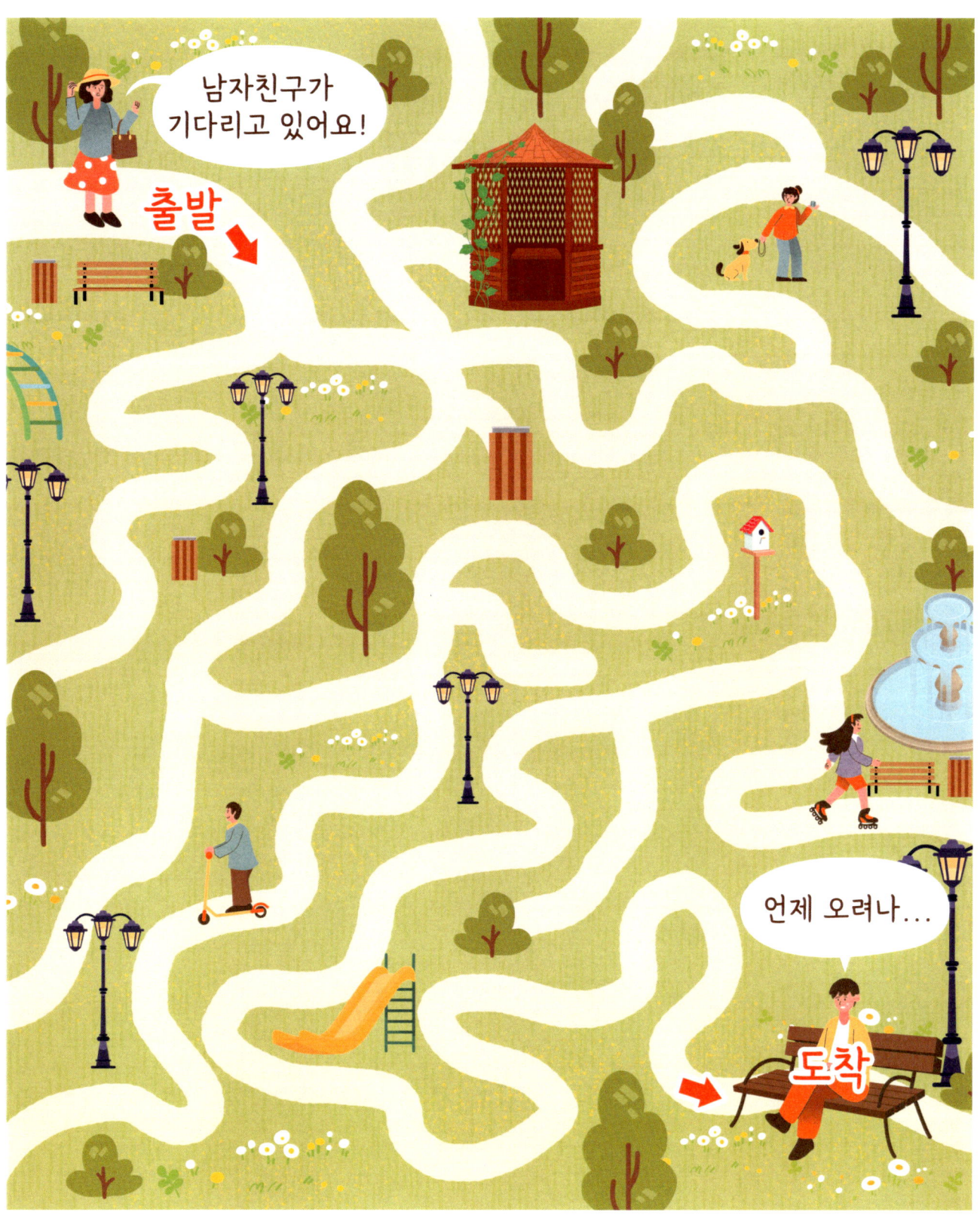

케이크 만들기

미로를 따라가며 재료들을 모아보고, 질문의 답을 알아맞혀 보세요.

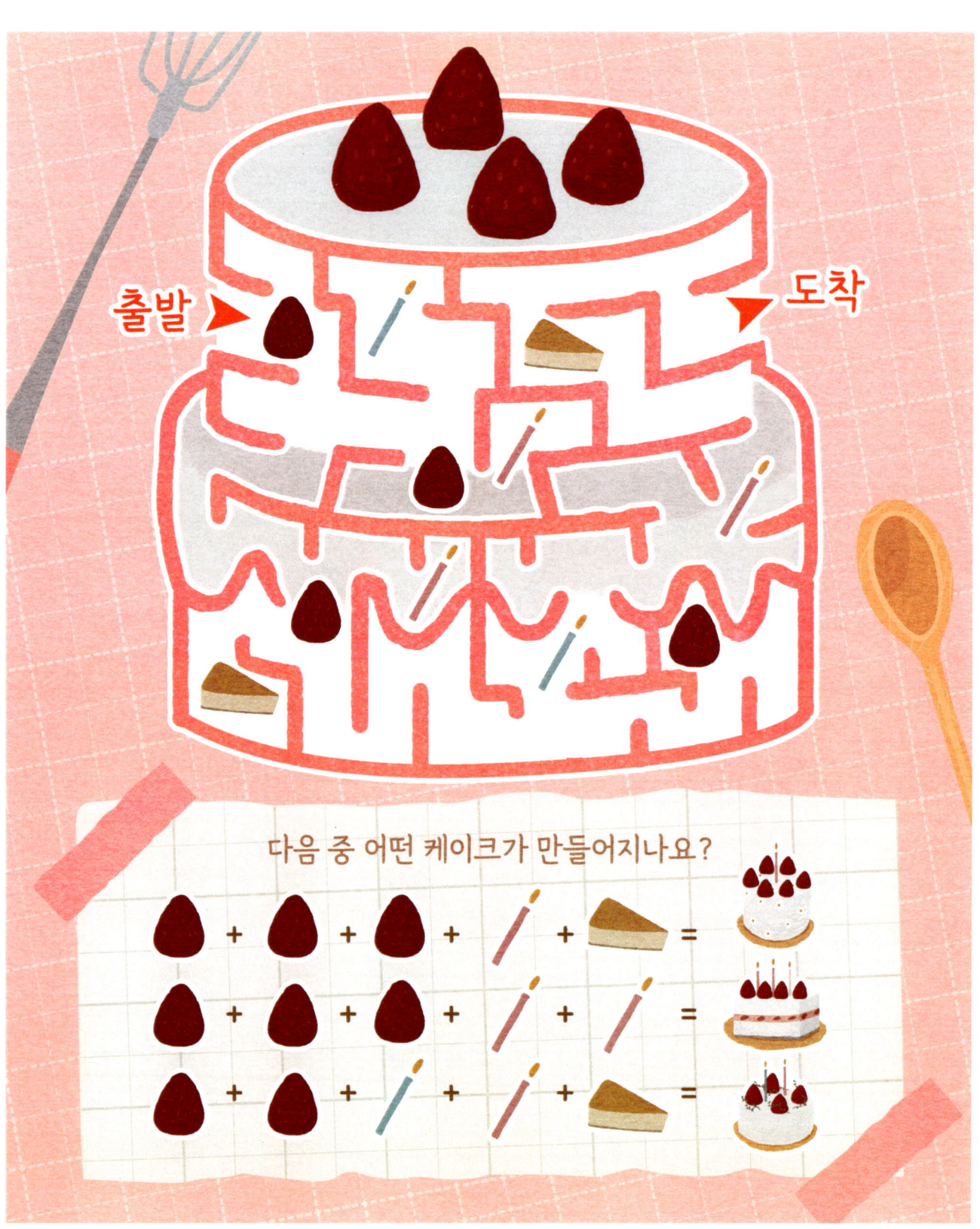

화재 대피하기

미로를 따라 출발에서 도착까지 가보세요.

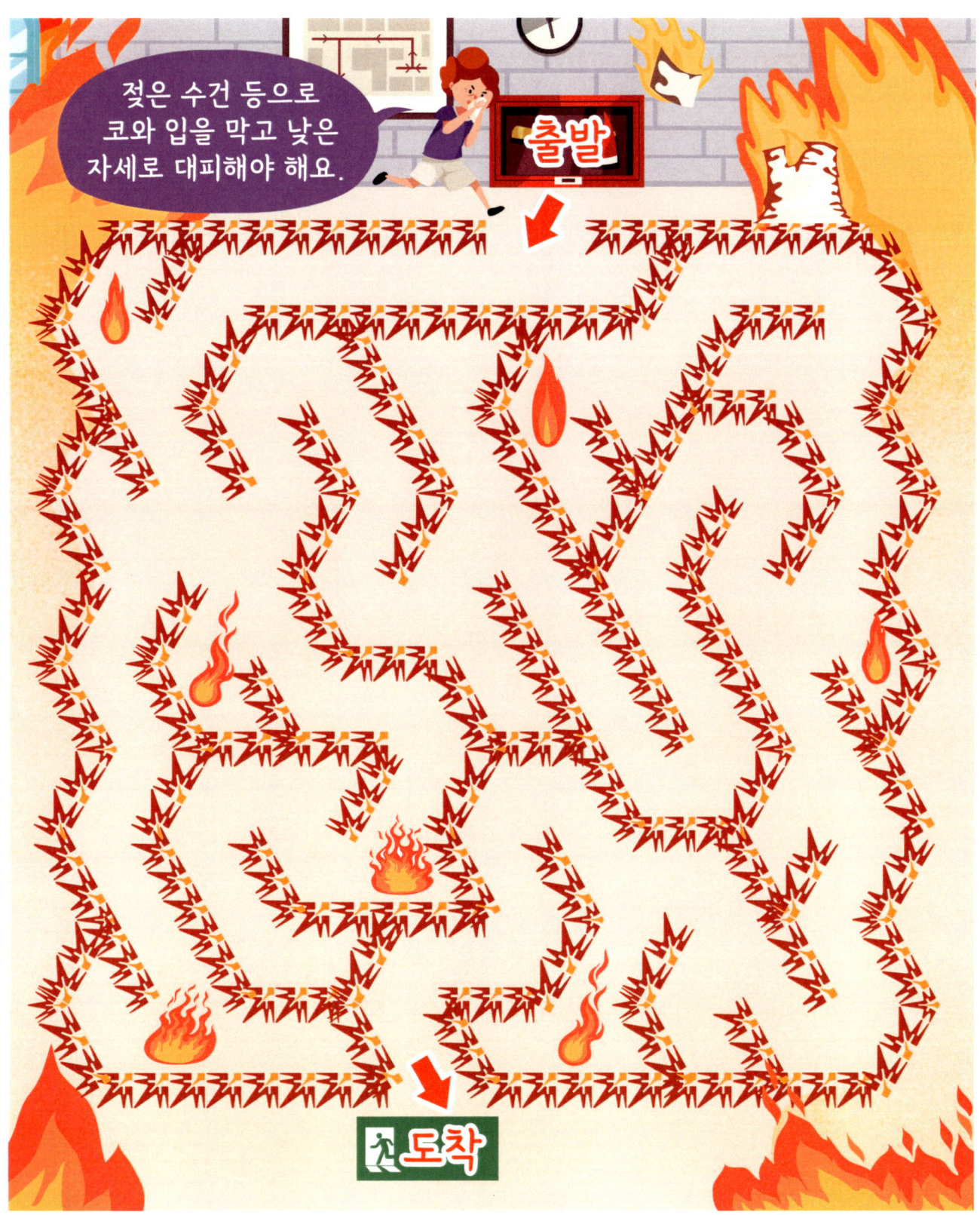

정답

p.1　p.2　p.3　p.4　p.5　p.6

독도　　　　　　　　　$2+1+1+3+2=9$

p.7　p.8　p.9　p.10　p.11　p.12

p.13　p.14　p.15　p.16　p.17　p.18

무궁화　　　　　오리

p.19　p.20　p.21　p.22　p.23

유아부터 성인까지, 시멘토 도서 시리즈로
창의력 팡팡! 두뇌개발 풀가동!

시멘토 시니어 틀린그림찾기 1~10편
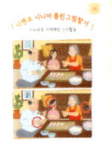  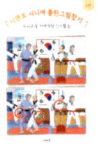

시멘토 시니어 미로 찾기 1~10편
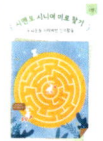 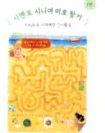 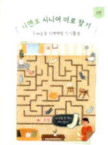

치매예방 인지활동 시멘토 워크북 1~20편
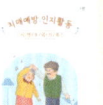 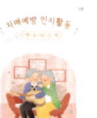 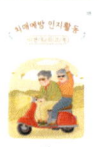

시멘토 시니어 컬러링북 1~20편
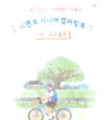 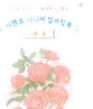 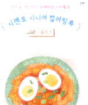

만화로 보는 시멘토 초등국어 속담 1~3편
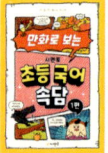 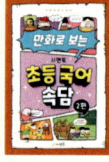 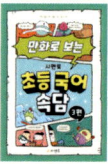

만화로 보는 시멘토 초등국어 고사성어·사자성어 1~3편
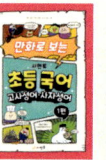 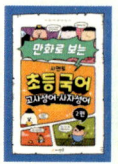 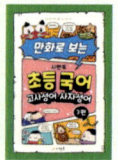

만화로 보는 시멘토 초등국어 어휘력 1~3편
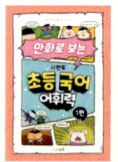 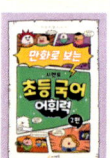 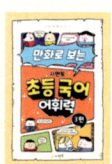

신나게 두뇌회전, 시멘토 종이접기 1~2편
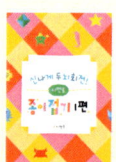 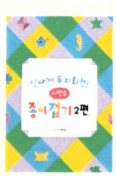

시멘토 똑똑하고 기발한 미로찾기 1~7편
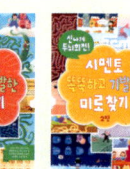 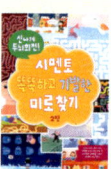 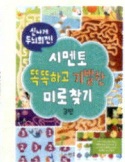

신나게 두뇌회전, 시멘토 숨은그림찾기 1~5편
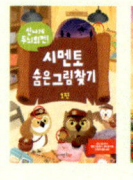 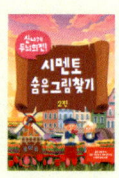 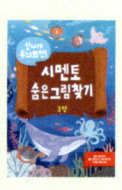

신나게 두뇌회전, 시멘토 틀린그림찾기 1~8편
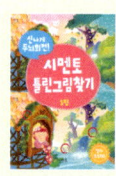 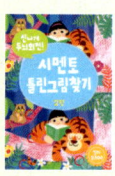 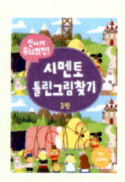

신나게 두뇌회전, 시멘토 미로찾기 1~7편
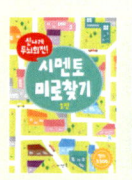 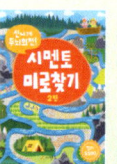 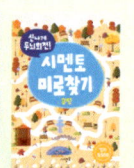

{ 시멘토의 도서 시리즈는 계속해서 출간 중! https://book.symentor.co.kr/ 홈페이지를 확인해 주세요. }

서명 시멘토 시니어 미로 찾기 두뇌운동 치매예방 인지활동 4편
구성 시멘토 교육연구소
발행처 시멘토 **발행인** 하태훈 **디자인** 시멘토 디자인연구소
본사 주소 서울시 구로구 고척로 228-11 | 서울시 구로구 중앙로13길 29
물류센터 주소 서울시 구로구 중앙로15길 29 지하 1층 B01호
이메일 helpdesk@symentor.co.kr **홈페이지** www.symentor.co.kr
구매문의 070-4246-5477 by@symentor.co.kr

ⓒ시멘토
ISBN 979-11-6408-179-0
본 도서의 콘텐츠는 저작권법에 의해 보호됩니다.
이 책에 실린 글과 그림의 무단 복제와 복사 행위를 금합니다.
잘못된 책은 구입하신 곳에서 바꾸어 드립니다.

printed in Korea

값 6,600원

ISBN 979-11-6408-179-0